AF585887

DISSOCIATION

DES

Symptômes ANGOISSE et ANXIÉTÉ

Par le Dr Victor PARANT fils

Chef de clinique des maladies mentales à la Faculté de médecine de Paris.

Les termes d'angoisse et d'anxiété sont, dans le langage courant, employés fréquemment l'un pour l'autre. En séméiologie nerveuse, la même confusion serait un abus. En effet, lorsqu'au Congrès de Grenoble, en 1902, la question des états anxieux dans les maladies mentales fut traitée dans le rapport de Lalanne, le professeur Brissaud[1] rappela qu'il avait signalé, dès 1890, la distinction à établir entre les phénomènes de l'angoisse et ceux de l'anxiété : « L'angoisse, dit-il, est un phénomène bulbaire; l'anxiété est un phénomène cérébral. »

D'autres auteurs ont depuis lors étudié spécialement le symptôme angoisse :

Londe[2] en a particulièrement recherché l'étiologie et en a montré la pathogénie dans une atteinte directe ou réflexe du nœud vital. L'angoisse se manifeste soit par une symptomatologie complète des lésions du trépied vital de Bichat, soit d'une façon fruste ou larvée par un des symptômes de lésion des noyaux bulbaires, principalement de la dixième paire.

Cliniquement, il est très fréquent de voir l'angoisse liée

(1) Brissaud. — *Semaine médicale*, 1890, p. 410.
(2) Londe. — *Revue de médecine*, août et octobre 1902.

à l'anxiété, et cela explique qu'on les confonde volontiers ensemble. Mais elles peuvent être distinctes, et Souques[1] a publié une observation probante à cet égard.

Chez la malade dont nous rapportons l'observation, les symptômes moteurs d'angoisse existent, par moments, à l'état de pureté chez une aliénée qui avait, à d'autres moments, des crises d'anxiété mêlées d'angoisse.

Observation. — Mme G..., concierge, âgée de 40 ans, ne présente pas d'antécédents héréditaires à signaler.

Dans sa jeunesse, elle a eu plusieurs maladies infectieuses non précisées. Réglée à 12 ans, elle l'a toujours été convenablement, même pendant la maladie actuelle.

Sur quatre grossesses, l'aîné de ses enfants a été maladif et a présenté des convulsions en bas âge ; le second fut un mort-né de 5 mois 1/2 ; les deux derniers sont bien portants.

Mme G... souffre, depuis onze ans, de coliques hépatiques ; elle en a eu cinq ou six crises dont la dernière remonte à un an.

Il n'existe pas d'alcoolisme chez elle.

Son humeur a toujours été sombre et nerveuse.

Les plus anciens symptômes qu'on puisse rattacher à la maladie actuelle datent du début d'*octobre 1903*. Mme G... était légèrement *inquiète*, ce que le mari attribue à une semonce du propriétaire de la maison dont elle était *concierge*.

Vers le milieu de novembre, elle a souffert de névralgies et devint plus craintive; elle eut des *interprétations délirantes* croyant qu'un voisin s'occupait d'elle et la poursuivait.

Dix jours avant le moment où nous l'examinons, cette inquiétude vague se change en *délire* plus précis, elle a des frayeurs, parle de se jeter à l'eau avec ses enfants, finalement entre dans l'état de stupeur actuel.

7 *décembre 1903*. — Mme G... offre le tableau clinique de la *confusion mentale* : Complètement désorientée, elle ne peut dire ni le jour, ni le mois, ni même quel est son nom ; elle se rappelle cependant son âge et se rend compte qu'elle est à l'hospice et, dit-elle, elle a *mal partout*. *Son attitude* correspond à son état mental ; elle est comme accablée, penchée en avant, la tête fléchie, le regard vague et parle d'une voix faible.

Interrogée sur son état mental, elle expose un *état de rêve* auquel elle ajoute foi, mais non complètement. Ce rêve est imprécis et plein d'*hallucinations* de toute espèce. Elle a *eu* des

(1) Souques. — Angoisse sans anxiété. Soc. neurolog., 4 déc. 1902.

voleurs, des assassins, des bêtes et serpents rouges et noirs; s'est *entendu* traiter de voleuse, a ressenti des hallucinations de la *sensibilité générale* : de l'électricité circulait partout, dans sa

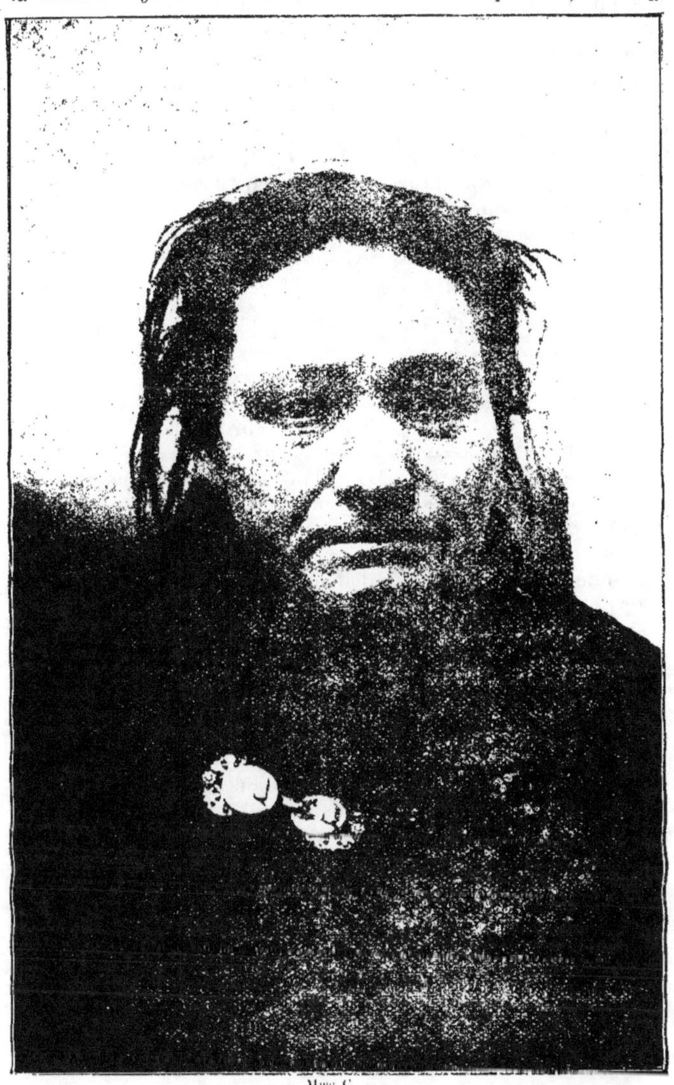

Mme G...

tête, dans son ventre ; c'est à cette même électricité qu'elle attribue des hallucinations *motrices verbales* : on lui faisait dire de vilaines choses, qu'elle avait volé, trompé son mari, elle suppose que son voisin s'était introduit en elle pour la faire ainsi parler. Enfin, elle a des *hallucinations* de l'*odorat* et du *goût ;* elle a senti de mauvaises odeurs et on a cherché à l'empoisonner.

Cet état de confusion hallucinatoire est accompagné d'un sentiment de vive *frayeur*, la malade se refuse à tout examen demandant avec crainte : qu'est-ce qu'on va me faire. Il y a aussi par moments de l'agitation, mais pas d'autre réaction. La malade notamment, quoique désireuse de mourir, n'a rien fait pour se dérober à ses hallucinations.

L'examen somatique montre les principaux viscères normaux. Les *urines* sont *albumineuses* avec une indicanurie considérable. La *langue* est *saburrale ;* il y a de la *constipation*. Pas de fièvre.

Traitement. — Alitement. Régime lacté, traitement de l'état des voies digestives.

12 décembre — Les symptômes généraux sont moins accusés, la confusion est moindre ; règles.

13 décembre — *Raptus suicide* : sur l'ordre d'une hallucination auditive, elle a voulu se couper une artère du poignet et a brisé un carreau à cet effet. Nombreuses hallucinations de l'ouïe, bruit de machines, voix injurieuses, sensation de vide dans le cerveau.

18 décembre. — *Très anxieuse* depuis quelques jours. Il y a là deux phénomènes distincts : d'abord des sanglots qui durent un temps notable ; c'est nerveux, dit la malade ; puis par instant des phénomènes d'anxiété surajoutés, elle pleure en disant : « Mes enfants, mes pauvres enfants ».

Elle a exprimé aujourd'hui quelques idées délirantes de culpabilité ; j'ai fait une grande faute contre mon mari. En insistant, on apprend qu'un jour, n'ayant pas ses règles depuis deux mois, elle a pris des injections pour les revoir — sans intention coupable — et qu'elles ont amené une fausse couche.

27 décembre. — L'état de confusion hallucinatoire a continué. Aux hallucinations se joignent de nombreuses interprétations morbides. On l'accuse de fautes qu'elle se défend d'avoir commises. Toute la journée, la malade sanglotte et se lamente. Mme G... fait de fréquentes tentatives de suicide, elle se serre le cou avec un mouchoir, avec ses draps, elle se précipite hors de son lit pour s'enfuir.

L'albuminurie est intermittente, sans aucune régularité cyclique. L'indicanurie est intense, la constipation persiste. Même état anxieux avec sanglots. Le traitement par le laudanum à doses progressives a été essayé sans succès.

Janvier et février. — L'état de confusion et les hallucinations s'apaisent peu à peu. Il n'y a plus de tentation de suicide. Seuls

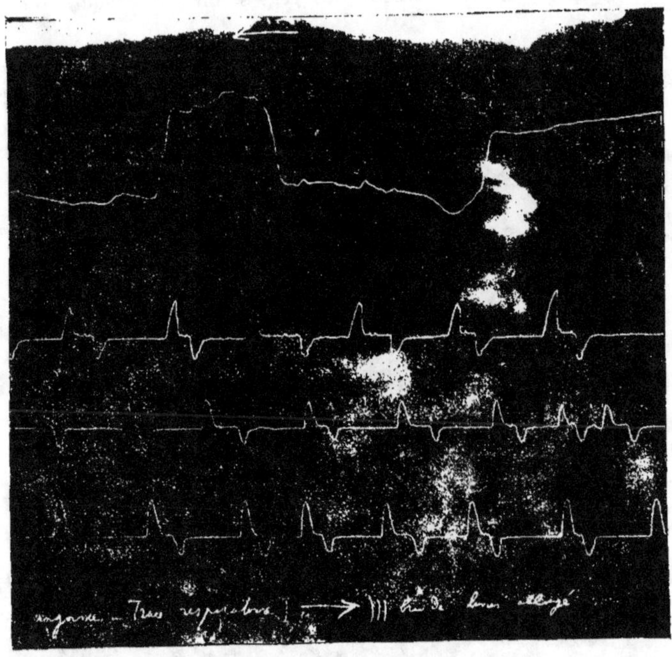

Tracé respiratoire. Mme G..., janvier 1904.
En bas →
En haut ← vitesse rapide.

persistent les phénomènes d'angoisse et d'anxiété. Mme G... reste toute la journée couchée sur son lit, ne s'intéressant à rien, incapable de s'occuper à cause de ses *continuels sanglots.* Elle maigrit et a perdu, du 1er décembre au 1er mars, 8 kilog. 900.

C'est à ce moment qu'a lieu l'examen suivant :

4 mars 1904. — La physionomie est douloureuse. Les yeux n'ont pas de larmes. La malade se prête volontiers à l'examen, qui est fait avec précaution, pour ne pas exciter la malade, dont l'aspect clinique est modifié par toute recherche précipitée. Avant tout interrogatoire, le *sanglot* apparaît comme le symptôme dominant et pur de tout élément psychique. Il semble constitué par une contraction simultanée du diaphragme et des muscles laryngés. Les sanglots sont au nombre de 50 à 65 par minute, sans aucun rythme. Pendant le sommeil, ils disparaissent.

Le pouls est à 90. Il n'y a pas d'autre symptôme de troubles bulbaires. La malade déclare cependant avoir de temps à autre, principalement au moment des règles, un *point douloureux précordial*.

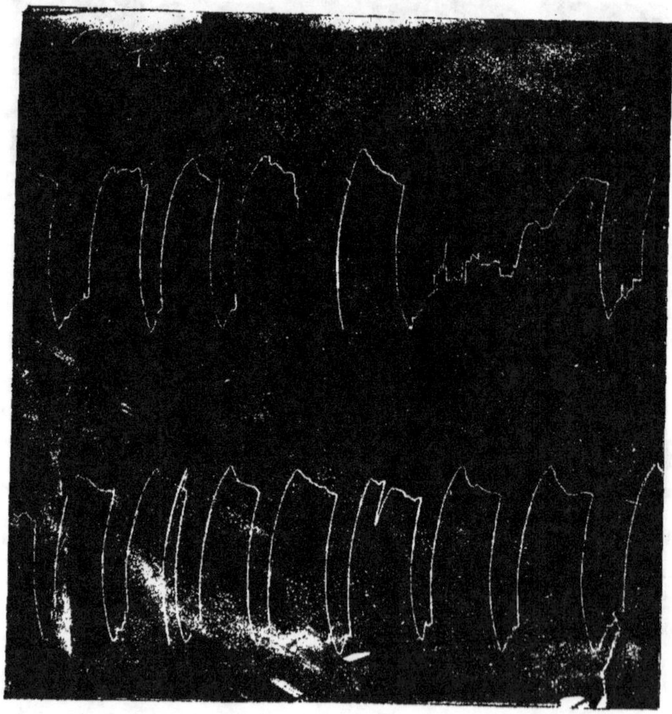

Tracé respiratoire. Mme G..., février 1904.

L'examen provoque bientôt des larmes : « Pourquoi ne vient-on pas me chercher, je veux m'en aller. » Cette *anxiété* se reproduit plusieurs fois par jour.

Mais il n'y a plus ni confusion ni délire. Mme G... est parfaitement orientée dans le temps et dans l'espace, ainsi qu'au sujet de sa propre personnalité. Elle sait être où elle est pour avoir perdu la tête. Il y a cependant une lacune dans sa mémoire correspondant à la période de confusion Elle ne délire pas, les idées de culpabilité ont été très passagères, elle les a oubliées et proteste contre toute accusation portée contre elle. Elle n'a pas la douleur morale des mélancoliques et si elle est triste, c'est d'être là malade; elle pense à ses enfants et ne pense qu'à eux. Toute hallucination a disparu.

Il n'y a pas non plus d'affaiblissement intellectuel malgré une très grande diminution de l'activité; l'attention est vite fatiguée; l'effort d'attention suspend parfois le sanglot.

L'examen somatique a montré une insuffisance légère du foie

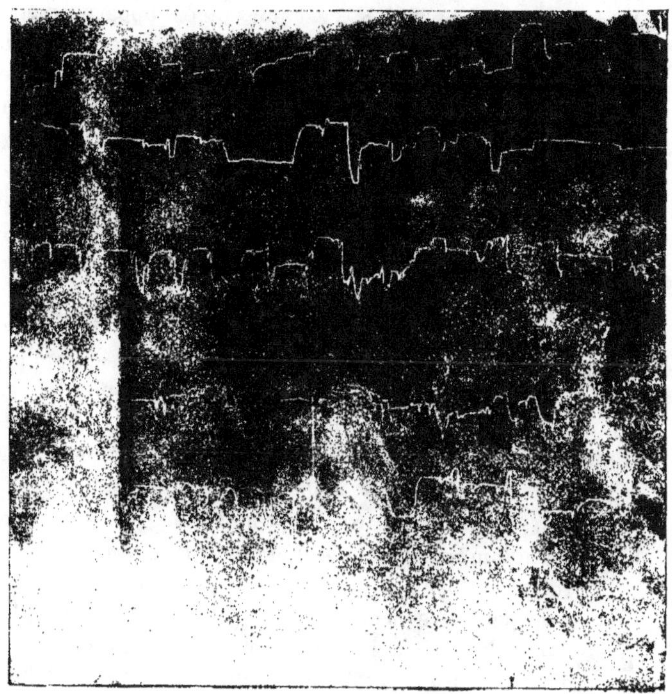

Tracé respiratoire, mars 1904.
Mme G..., au lit, angoissée, son attention distraite par un récit.

(l'épreuve du sucre renouvelée plusieurs fois a été une fois positive) et une insuffisance rénale; l'élimination du bleu de méthylène a été très lente avec évolution cyclique.

Peu de temps après, la malade rentre chez elle dans le même état.

En résumé, il s'agit d'une femme de 40 ans ayant eu un accès de confusion mentale hallucinatoire, qu'en l'absence de toute autre notion étiologique, l'insuffisance hépatique légère et l'insuffisance rénale permettent d'attribuer à une auto-intoxication. C'est à la confusion mentale qu'il y a lieu de rattacher les idées délirantes passagères ainsi que les raptus suicides, conséquence des hallucinations.

Le syndrome confusion mentale a guéri sous l'influence d'un traitement approprié. C'est alors qu'est apparu un état chronique sans tendance à la guérison, caractérisé d'un côté, par un affaiblissement de l'activité volontaire, avec manque d'initiative, faiblesse de l'attention, de l'autre par *des symptômes d'angoisse et d'anxiété dissociés.*

L'angoisse est presque constante, disparaissant par le sommeil ; pendant la veille, elle se manifeste principalement par des sanglots, involontaires, indépendants de toute idée ou émotion triste, pouvant continuer, pendant que la malade pense à autre chose, par exemple pendant une lecture à haute voix, l'audition d'un récit, une opération d'arithmétique, mais pouvant s'arrêter aussi sous l'influence d'un effort intense d'attention. Le rythme de ces sanglots est variable, ce que démontrent de façon très nette les tracés de l'appareil enregistreur. Ces sanglots sont accompagnés quelquefois, mais rarement, de douleurs précordiales, sans aucun autre symptôme d'angoisse bulbaire. Le cœur notamment à un rythme normal.

Le traitement par l'opium n'a pas modifié l'angoisse.

Cet état peut être accompagné de phénomènes psychiques d'*anxiété* avec agitation, pleurs, lamentations, physionomie douloureuse, nés spontanément et provoqués surtout par l'interrogatoire et l'examen de la malade.

Il est regrettable que le départ de la malade n'ait pas permis une observation plus prolongée qui eut pu élucider l'étiologie de son affection.

Le pronostic en doit être vraisemblablement défavorable eu égard au pronostic général de l'angoisse organique et à l'amaigrissement rapide de la malade.

Le traitement s'est montré inefficace.

Ce que nous retiendrons de cette observation, à cause de la rareté de pareils faits, c'est la dissociation bien caractérisée des symptômes bulbaires et des symptômes cérébraux — de l'angoisse et de l'anxiété.

www.ingramcontent.com/pod-product-compliance
Lightning Source LLC
LaVergne TN
LVHW012019170826
845678LV00004BA/1555

* 9 7 8 2 3 2 9 6 2 2 9 3 4 *